CONSIDÉRATIONS

SUR LA

PSYCHOPHYSIOLOGIE

DES OBSESSIONS

ET IMPULSIONS MORBIDES

PAR

Le Docteur M. AMELINE

CONSIDÉRATIONS

SUR LA

PSYCHOPHYSIOLOGIE

DES OBSESSIONS

ET

IMPULSIONS MORBIDES [1]

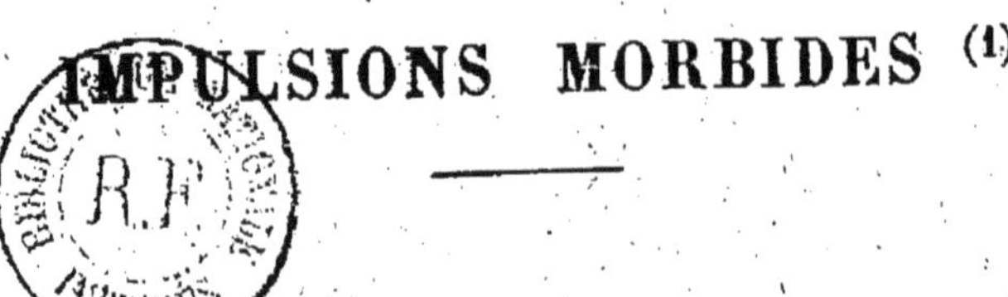

Nous allons d'abord rapporter une observation qui n'a d'autre mérite que d'être un type assez fréquemment rencontré dans les asiles d'aliénés.

Entrée dans le service du Bureau d'admission de Sainte-Anne, le 26 mai 1899, Juliette est âgée de vingt-huit ans. Son père était buveur, et, chose importante, il avait l'habitude, uniquement, disait-il, parce que cela lui faisait plaisir, d'accomplir certains actes sans utilité connue, par exemple de faire claquer ses doigts plusieurs fois de suite chaque fois qu'il avait à allumer sa cigarette ; ou encore de frapper 2 ou 3 coups de couteau sur son verre avant de se mettre à table.

(1) Congrès international de Psychologie, Paris, 1900.

Une cousine paternelle de la malade est morte aliénée.

La mère et la sœur de Juliette seraient très nerveuses.

Quant à Juliette, elle a eu, à 7 ans, à gauche, une otorrhée avec sclérose des osselets consécutive. Déjà étant jeune, quand elle allait en chemin de fer, elle n'aimait pas « voir les maisons rester en arrière à mesure que le train s'avançait ».

A seize ans, elle aurait eu transitoirement de la folie du doute.

Mais, depuis deux ans seulement, elle se plaint de phobies et d'impulsions variées.

« En effet, l'impression du sol qui fuit sous mes pas, dit la malade, me laisse un vide, et tout en me rendant compte que je dois continuer mon chemin, j'éprouve des hésitations à poursuivre vers mon but; quand je suis arrivée, *il me semble que j'ai été trop vite* et il faut que je retourne à mon point de départ. Quand, au lieu de faire un trajet à pied, je le fais en voiture, j'éprouve le même vide en voyant les maisons et tout fuir sur la route, et si je n'étais pas en voiture il me semble que je m'arrêterais. »

Aussi a-t-elle extrêmement peur de se déplacer, de passer une porte : son attitude est alors caractéristique, elle fait un pas en avant, puis se retourne, revient ; elle lutte contre son désir de revenir en arrière, s'accroche au mur, aux portes pour se retenir, en même temps qu'elle ressent une gêne insupportable ; elle est haletante, son visage se couvre de sueur, tout son corps est animé de tremblement. La malade a conscience de ses troubles psychiques, trouve ses idées absurdes et exprime à chaque instant le désir de s'en guérir.

Autre syndrome encore : elle a failli une fois avaler une épingle, depuis elle a peur d'avaler les épingles, puis elle a peur de se faire du mal avec tout ce qui est pointu : couteaux, ciseaux, tellement peur qu'elle ne travaille plus parce qu'elle ne pourrait se résoudre à toucher les ciseaux. Quand elle voit un couteau, elle a immédiatement envie de le toucher, mais elle a aussi peur de se faire du mal, de se suicider avec : d'où lutte chez la malade ; elle devient toute rouge, son sang se retourne, dit-elle, elle se sent oppressée, elle est prise de tremblement, et alors si on éloigne l'instrument, elle supplie qu'on le lui laisse toucher, et immédiatement qu'on lui laisse toucher l'objet, elle se déclare contente, mais bientôt : « Laissez-moi y retoucher encore ». En somme, un mélange de phobies et d'impulsions tout à fait curieux. Mais ce n'est pas tout : quand la malade chante ou écrit, il lui faut redire ou récrire le dernier mot de la phrase. Elle ne veut pas écrire avec une plume métallique pointue, mais le fait avec un crayon. Quand elle veut s'habiller, elle ne peut y parvenir, car dès qu'elle a mis une pièce de vêtement, il lui faut l'enlever et pendant des heures elle ôte et remet ses habits.

Un jour, elle ouvre une porte, un rayon de lumière passe par l'entre-bâillement et lui cause une impression désagréable ; depuis, elle n'ose plus ouvrir une porte, toucher au bouton qui brille, etc.

Toutes ces idées, tout cela lui semble absurde, la rend nerveuse, lui cause de l'angoisse, de l'impatience.

En résumé, c'est une malade dont le père était atteint d'impulsions bizarres et qui elle-même est sujette à une foule d'obsessions et d'impulsions qui ont comme caractère d'être variées, et variables tout à la fois.

Il est impossible de les rattacher à de l'hystérie, de l'épilepsie, etc., dont la malade ne présente aucun symptôme.

Pas davantage, nous ne trouvons chez Juliette un exemple de psychose à évolution semblable à la névrose d'angoisse de Freud : « état panophobique préliminaire, puis état monophobique, enfin état d'obsessions et impulsions.

Au contraire, nous nous trouvons sûrement en présence d'un cas de dégénérescence mentale héréditaire avec obsessions et impulsions comme les décrivent M. Magnan et ses élèves.

*
* *

En effet, l'école du Bureau d'admission de Sainte-Anne attribue une importance énorme au fait clinique incessamment observé, à savoir que les dégénérés ne réussissent que bien rarement à ne point céder aux obsessions qui les tourmentent, et que, sauf les cas où l'on se trouve en présence d'un individu dont le développement intellectuel est relativement élevé, ce qui est peu fréquent dans nos asiles publics français, on voit le malade mettre fin à l'angoisse épouvantable qui l'étreint par un acte ordinairement en rapport avec l'obsession, mais qui, dans tous les cas, apparaît comme irrésistible et qui toujours aussi apporte un soulagement immédiat au malheureux obsédé.

C'est là un fait clinique extrêmement important, indéniable. La plupart des psychologues n'y attribuent que peu d'importance, parce que, pour eux, toute idée est un commencement de mouvement, toute idée est une force qui tend à se réaliser, formules dont nous ne contesterons point l'exactitude ; mais il nous sera permis de dire qu'il n'est pas indifférent qu'une impulsion homicide soit satisfaite ou ne le soit pas, et l'exécution de l'acte doit bien entrer en ligne de compte dans une théorie du phénomène qui nous occupe. Pour l'école du Bureau d'admission, par conséquent, une impulsion complète comprend les stades suivants : au milieu de sa vie psychique ordinaire, le malade a subitement conscience d'une idée qui arrête le cours de ses pensées et qui est en désaccord tout au moins avec ses tendances du moment ; cette idée lui paraît absurde ou illogique, immorale ou criminelle ; mais elle persiste, le malade le constate et en ressent une gêne croissante dans toutes ses tendances, gêne qui s'accompagne alors de phénomènes physiques divers : angoisse, oppression, tremblement, sueurs, etc., jusqu'à ce que, obéissant à la loi naturelle qui fait fuir aux êtres la douleur et rechercher le plaisir, le malade accomplisse un acte plus ou moins en rapport avec l'obsession, mais en tout cas qu'il croit devoir le soulager en mettant fin à la gêne qu'il éprouve ; et, en effet, sitôt cet acte commis, un sentiment de bien-être, de satisfaction, de contentement est accusé par le malade.

*
**

Voilà la clinique ; quelle va être la psycho-phy-
siologie ? M. Magnan propose la théorie suivante :

Pour expliquer l'indépendance de l'obsession vis-
à-vis du reste de la vie psychique, indépendance
caractérisée par l'apparition brusque, par la diffi-
culté et même l'impossibilité de chasser l'obsession
de la pensée, par la conscience qu'en a le sujet qui
consiste ainsi à une sorte de dédoublement de la per-
sonnalité, par l'absurdité, l'étrangeté avec laquelle
l'obsession apparaît en moi, M. Magnan suppose
dans le cerveau une indépendance des centres vis-
à-vis les uns des autres : indépendance plus fonc-
tionnelle qu'anatomique ; centres correspondant aux
différents types psychologiques constatés : types mo-
teur, auditif, visuel, affectif même.

Pourquoi cette indépendance et d'où vient-elle ?
Elle provient d'un cerveau congénitalement mal dé-
veloppé ; en effet, les malades atteints d'obsessions
et d'impulsions sont des dégénérés héréditaires.
Donc, il y a lieu de supposer que leur système nerveux présente des anomalies, puisque le reste de leur
organisme présente des stigmates physiques de toute
espèce.

Et cette indépendance des centres explique à son tour les variations plus ou moins durables de leur activité. On peut ainsi se rendre parfaitement compte de l'ataxie cérébro-spinale, comme l'appelle M. Magnan, si frappante quand on observe les dégénérés.

**

Nous voudrions encore examiner un côté bien intéressant de la question. C'est de savoir à quoi tient la diversité du fonctionnement dans les divers centres du système nerveux d'un dégénéré.

La question est évidemment ardue et nous n'avons pas la prétention de la résoudre complètement dans ce court exposé.

Nous avons seulement l'intention d'appliquer à l'étude des phénomènes psychiques, les deux grandes lois, déduites de l'expérience, lois qui, à l'heure actuelle, régissent la physique contemporaine.

Ces deux lois, ces deux principes, concernent, le premier, la conservation des formes de l'énergie ; le deuxième, la transformation d'une forme d'énergie en une autre forme. L'étude de ces principes, de leur démonstration expérimentale et de leurs conséquences, constitue une branche de la physique, appelée thermodynamique ou encore énergétique.

Voici, sommairement, en quoi ils consistent.
D'abord, en ce qui regarde la transformation d'une
des formes de l'énergie en une autre (du travail mécanique en énergie calorifique par exemple), c'est
que la quantité d'énergie totale reste la même depuis
le commencement jusqu'à la fin de la transformation,
avant et après, et que nous transformions le travail
en chaleur ou vice versa.

C'est une vérité qu'il est devenu banal de répéter,
mais tout n'est pas là.

En effet, si nous voulons, pour conserver l'exemple
donné, transformer de la chaleur en travail mécanique, réussirons-nous à transformer toute cette
chaleur en travail ? C'est là une question importante
au premier chef. Or, l'expérience a répondu et ré-
pond tous les jours dans l'industrie et la théorie est
d'accord avec la pratique pour répondre : non. Tandis que l'on peut intégralement transformer le travail
en chaleur *sans en rien perdre*, on ne peut pas
transformer la chaleur en travail sans perdre de la
chaleur. De sorte, que si une forme de l'énergie A,
est *intégralement transformable* en une deuxième
forme B, quand inversement on voudra transformer
B en A, il y aura une certaine quantité de B qui sera
perdue, *dissipée, dégradée, rendue inutilisable*.

En d'autres termes, l'énergétique nous enseigne

que l'univers a constamment une sorte de *produit d'excrétion*, tout comme un être vivant, produit d'excrétion qui est l'énergie dégradée à l'extrême, c'est-à-dire ne pouvant plus se transformer en rien, étant devenue inutilisable. Cette forme de l'énergie, excrétée sans cesse dans les transformations des autres variétés de l'énergie a reçu le nom d'*entropie;* étymologiquement ce mot veut dire : ce qui caractérise le contenu d'une transformation (τροπή). L'*entropie ne pouvant plus se transformer, augmente donc sans cesse* dans l'univers, puisque l'énergie, à force d'être utilisée, devient inutilisable.

C'est là le deuxième principe de l'énergétique, appelé principe de Carnot et Clausius ou principe de la dégradation, de la dissipation de l'énergie. La quantité d'entropie ne peut ni diminuer, ni rester constante ; la variation de la quantité d'entropie est donc constamment positive, jamais ni nulle, ni négative.

*
* *

Reste à savoir s'il est légitime d'appliquer au fonctionnement intime du système nerveux ces principes de thermodynamique.

Disons d'abord que l'application en a été faite avec succès à l'étude de certains phénomènes vitaux, à la contraction musculaire, ainsi que le démontrent les recherches expérimentales de M. Chauveau et de ses élèves.

Quant aux phénomènes psychiques, ne peut-on nous reprocher de matérialiser ces phénomènes, de les considérer sous un aspect purement mécanique?

Nous ne le pensons point, simplement parce que nous employons, en plus de la notion d'énergie, la notion d'entropie.

En effet, depuis qu'il est démontré que dans l'univers matériel l'entropie est forcée de s'accroître, l'entropie devient le facteur de l'évolution ; on constate, en réalité, une tendance constante des phénomènes matériels à se produire dans une direction déterminée ; or, constater une tendance dans les phénomènes physiques, n'est-ce point y constater le caractère jusqu'ici regardé comme propriété exclusive des êtres vivants, c'est-à-dire une tendance à l'évolution, une tendance au développement, n'est-ce point constater dans le monde inorganique la promesse d'un état futur et certain, l'annonce d'un perfectionnement à venir?

Et alors, faire servir comme nous le proposons, les principes de l'énergétique à l'explication des phénomènes psychiques, ce n'est point du tout matérialiser les phénomènes vitaux ; tout au contraire, le principe de Carnot et Clausius ne fait que proclamer l'existence d'une véritable force vitale dans les manifestations de la matière dite inanimée.

Nous sommes donc en droit d'appliquer les conclusions de la thermodynamique aux phénomènes intimes du système nerveux.

Chez l'individu normal où la puissance vitale se transmet et se conserve dans la race, l'accroissement de l'entropie due aux transformations de l'énergie continue sans présenter d'altération ni d'arrêt.

Au contraire, chez le dégénéré, la puissance vitale diminue, les transformations de l'énergie ne peuvent plus se faire et l'accroissement de l'entropie finit par diminuer jusqu'à l'extinction de la race dégénérée.

L'entropie qui est le facteur évolutif ne peut donc se produire chez le dégénéré en quantité aussi grande que chez l'individu qui ne l'est pas. Tandis que chez le dégénéré, certains centres (ce mot étant étendu au sens physiologique et non au sens anatomique), fonctionnent comme chez l'homme ordinaire, en produisant une excrétion normale d'entropie, d'autres centres, au contraire, n'en produisent plus que très peu : et ces centres fonctionnent alors d'une façon purement mécanique, purement automatique. C'est cela selon nous qui constitue l'indépendance des différents centres dans le cerveau du dégénéré. *Cette indépendance est, pour nous, due à une différence dans l'excrétion d'un produit physique, l'entropie.*

****

Avons-nous quelque moyen de vérifier cette induction fort vraisemblable ? Nous allons en indiquer un, intuitif, mais simple.

Il est une notion qui présente beaucoup de ressemblance avec la notion de l'entropie ; comme elle, elle représente quelque chose qui ne peut varier que dans un seul sens, qui ne peut qu'augmenter, jamais s'arrêter, ni retourner en arrière dans sa progression incessante. C'est la notion de durée. Ce n'est pas la seule analogie entre les notions de temps et d'entropie. Certains psychologues ont cherché l'origine de la notion de temps, et sont arrivés à cette conclusion que le sentiment du temps est probablement lié à l'usure organique liée à la production de la conscience.

Or, l'entropie ne mesure-t-elle pas cette usure, puisqu'elle indique l'énergie devenue inutilisable ?

Alors, si nous revenons à l'observation de Juliette, nous voyons, elle le dit elle-même, qu'il lui semblait, quand elle marchait, qu'elle allait trop vite c'est-à-dire que les images des objets devant lesquels elle passait, lui semblaient instantanées.

En d'autres termes, notre malade n'avait pas le sentiment d'une usure organique, c'est-à-dire que chez elle une partie de son cerveau transformait insuffisamment de l'énergie, que la production, l'excrétion d'entropie y était minime.

C'est là, nous l'avouons, une vérification bien précaire de l'hypothèse que nous venons d'exposer : une vérification plus précieuse est la concordance dans les lignes générales entre la théorie psycho-physiologique de M. Magnan et les recherches récentes des sciences expérimentales, puisque la notion d'entropie ne date que de quelque cinquante ans.

Saint-Amand (Cher). — Imprimerie Bussière.